BEI GRIN MACHT SICH IHR WISSEN BEZAHLT

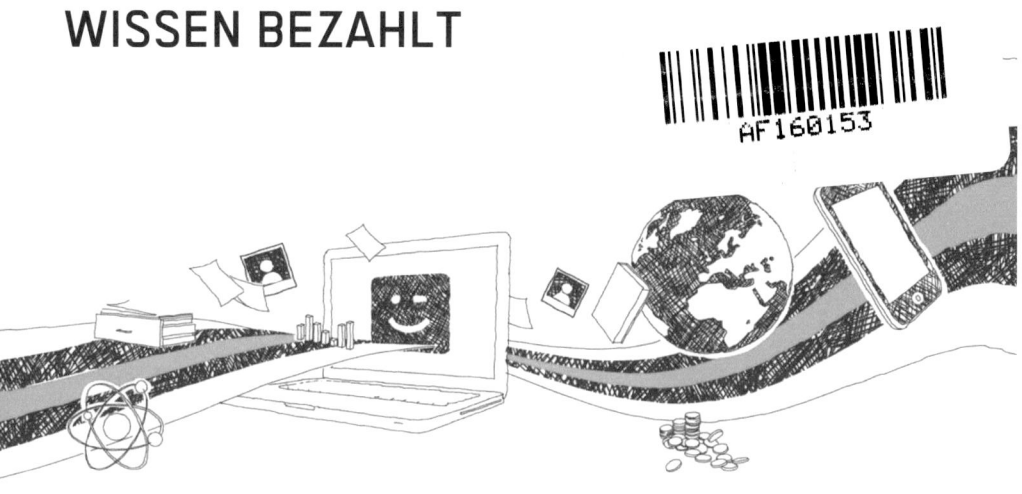

- Wir veröffentlichen Ihre Hausarbeit, Bachelor- und Masterarbeit

- Ihr eigenes eBook und Buch - weltweit in allen wichtigen Shops

- Verdienen Sie an jedem Verkauf

Jetzt bei www.GRIN.com hochladen und kostenlos publizieren

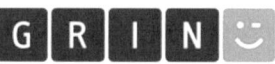

Bibliografische Information der Deutschen Nationalbibliothek:

Die Deutsche Bibliothek verzeichnet diese Publikation in der Deutschen Nationalbibliografie; detaillierte bibliografische Daten sind im Internet über http://dnb.d-nb.de/ abrufbar.

Dieses Werk sowie alle darin enthaltenen einzelnen Beiträge und Abbildungen sind urheberrechtlich geschützt. Jede Verwertung, die nicht ausdrücklich vom Urheberrechtsschutz zugelassen ist, bedarf der vorherigen Zustimmung des Verlages. Das gilt insbesondere für Vervielfältigungen, Bearbeitungen, Übersetzungen, Mikroverfilmungen, Auswertungen durch Datenbanken und für die Einspeicherung und Verarbeitung in elektronische Systeme. Alle Rechte, auch die des auszugsweisen Nachdrucks, der fotomechanischen Wiedergabe (einschließlich Mikrokopie) sowie der Auswertung durch Datenbanken oder ähnliche Einrichtungen, vorbehalten.

Impressum:

Copyright © 2015 GRIN Verlag, Open Publishing GmbH
Druck und Bindung: Books on Demand GmbH, Norderstedt Germany
ISBN: 9783668354036

Dieses Buch bei GRIN:

http://www.grin.com/de/e-book/345148/anwendung-von-pflegediagnosen-nanda-und-pflegeklassifikationen-noc

Lisa Beer

Anwendung von Pflegediagnosen (NANDA) und Pflegeklassifikationen (NOC) im Bereich der Psychiatrischen Pflege. Ein Fallbeispiel

GRIN Verlag

GRIN - Your knowledge has value

Der GRIN Verlag publiziert seit 1998 wissenschaftliche Arbeiten von Studenten, Hochschullehrern und anderen Akademikern als eBook und gedrucktes Buch. Die Verlagswebsite www.grin.com ist die ideale Plattform zur Veröffentlichung von Hausarbeiten, Abschlussarbeiten, wissenschaftlichen Aufsätzen, Dissertationen und Fachbüchern.

Besuchen Sie uns im Internet:

http://www.grin.com/

http://www.facebook.com/grincom

http://www.twitter.com/grin_com

Die Anwendung von Pflegediagnosen (NANDA)
und Pflegeklassifikationen (NOC) im Bereich der Psychiatrischen Pflege
anhand eines Fallbeispiels

PRAXISBERICHT

AN DER

BERUFSFACHSCHULE FÜR KRANKENPFLEGE
MEDBO KU

VORGELEGT VON

LISA BEER

Regensburg, den 28.08.2015

Inhalt

1. Einleitung 3
   1.1 Vorstellung des Fachbereichs Psychiatrie 3
   1.2 Fallvorstellung 4
2. Hauptteil 5
   2.1 Pflegediagnose I mit Begründung 5
      2.1.1 Beschreibung der Pflegeinterventionen 6
      2.1.2 Beschreibung der NOC Skalen + 1. und 2. Einskalierung 8
   2.2 Pflegediagnose II mit Begrünßdung 11
      2.2.1 Beschreibung der Pflegeinterventionen 11
      2.2.2 Beschreibung der NOC Skala Wundheilung: sekundäre + 1. und 2. Einskalierung 12
3. Evaluation und Bewertung 13
4. Literaturnachweis 14

1. Einleitung

Vom 27.07.2015 bis zum 28.08.2015 war ich auf der Akutpsychiatrischen Intensivstation eines Bezirksklinikums als Schülerin im Einsatz. Schon in den ersten Wochen boten sich mir zahlreiche Eindrücke in den Fachbereich Psychiatrie. Zusätzlich bereichert wurden meine persönlichen Erfahrungen durch das Team der Station, welches mir durch geplante Anleitungen und bereitgestelltes Lehrmaterial zu den Themen psychiatrische Krankheitsbilder, Deeskalation, Fixierungsmaßnahmen, intramuskuläre Injektionen, Psychopharmaka, Drogen und Sucht, medizinisches Englisch, Überwachung von Patienten u.v.m. beim Beantworten meiner Fragen zur Seite stand. Im Folgenden werde ich den Fachbereich Psychiatrie knapp vorstellen.

1.1 Vorstellung des Fachbereichs Psychiatrie

Zunächst einmal beschäftige ich mich mit der Klärung des Begriffs Psychiatrie. Psychiatrie umfasst die Erforschung, Diagnostik und Therapie psychischer Krankheiten des Menschen. Nach ihren methodischen Ansätzen und Forschungsgegenständen werden mehrere Teilgebiete unterschieden. Die Psychiatrie hat enge Beziehungen zu verschiedenen anderen Disziplinen, insbesondere zur Neurologie, Psychophysiologie, Neurobiochemie, Psychologie, Soziologie, Psychoanalyse, Verhaltensforschung, Anthropologie und Genetik. Gerade im Zusammenwirken biologischer und psychosozialer Faktoren und deren Auswirkungen auf das psychopathologische Erscheinungsbild liegt das Wesen der Psychiatrie. Als Teilgebiete der Psychiatrie sind zu nennen: Die Psychopathologie, Psychologie, Biologische Psychiatrie, Psychopharmakologie, Psychopharmakatherapie, Sozialpsychiatrie, Forensische Psychiatrie, Kinder- und Jugendpsychiatrie, Psychosomatische Medizin, Neurologie, Psychotherapie und Soziotherapie. Die Psychiatrie sowie die psychiatrische Pflege grenzen sich in vielen Bereichen von der somatischen Medizin und Pflege ab. Ein großer Unterschied besteht darin, dass im Zentrum der diagnostischen und therapeutischen Maßnahmen das Gespräch steht. Ergänzt wird dieses durch genaue Verhaltensbeobachtungen. Verhaltensauffälligkeiten können so erkannt und als Krankheitssymptome gedeutet werden. Schwieriger ist es aber Symptome zu erkennen, die sich auf der Erlebeseben abspielen. Doch auch hier kann das Mittel der Beobachtung herangezogen werden, denn Gestik, Mimik, Bewegungsabläufe und Äußerungen des Patienten sagen etwas über das Erleben aus. Formale Denkstörungen wie z.B. weitschweifiges-umständliches Denken oder Ideenflucht, inhaltlichen Denkstörungen wie z.B. Wahn oder Zwang und Störungen des Ich-Erlebens wie z.B. eine Störung der Grenze zwischen dem eigenen Ich und der Umwelt sind psychopathologische Phänomene, mit denen sich die Psychiatrie befasst. Depressionen, bipolare Störungen, Persönlichkeitsstörungen, verschiedene Formen der Schizophrenie und Sucht zählen zu den häufigsten psychiatrischen Krankheitsbildern.

Die psychiatrische Diagnostik setzt sich zusammen aus der Erfassung folgender Aspekte: Der psychopathologische Befund, der Verlauf der Symptomatik, frühere psychiatrische und sonstige Erkrankungen, Analyse möglicher Ursachen für das Auftreten der Symptome, die Biografie des Patienten, sowie dessen prämorbide Persönlichkeit und seine Familienanamnese. Zudem werden Patienten in der Psychiatrie auch körperlich untersucht, da z.B. auch neurologische Dysfunktionen zum Auftreten psychiatrischer Symptome führen können.[1]

1.2 Fallvorstellung

Bei dem Patienten, den ich mir für diese Arbeit ausgesucht habe, handelt es sich um einen 45-jährigen Mann, der am 06.07.2015 zum wiederholten Male auf der Station aufgenommen wurde. Der Patient wurde erst vor wenigen Wochen auf Wunsch der Angehörigen von der stationären Behandlung in ein betreutes Wohnheim der Diakonie zum Probewohnen verlegt. Dort sprang der 45-Jährige aus dem 1. Stock, woraufhin er zunächst im Krankenhaus versorgt und anschließend auf die Akutpsychiatrische Intensivstation im Bezirksklinikum verlegt wurde. Auslöser für den Suizidversuch seien finanzielle Ängste des Patienten bezüglich der Heimgebühren gewesen. Der Patient - gelernter KFZ-Mechaniker, seit Jahren EU-berentet, ledig und ohne Kinder - weist ein bekanntes schizophrenes Residuum auf, sowie multiple Frakturen (Brustwirbelfraktur T11 und T12, Lendenwirbelfraktur L2, Distale Radiusfraktur, Unterarmfraktur sonstige Teile, Kalkaneusfraktur) nach dem Suizidversuch. Bei der Übernahme war der Patient noch bettlägerig. Am unteren Ende des verlängerten Rückens bzw. am Beginn der Analfalte entwickelte sich ein Dekubitus II. Der Patient leidet unter einer psychogen bedingten Harninkontinenz und ist teilweise auch stuhlinkontinent. Bekannt ist außerdem ein früherer Alkoholmissbrauch; zuletzt habe der Mann täglich drei Bier am Abend getrunken. Weil der Patient suizidgefährdet ist, befindet er sich im Überwachungs-Status, das heißt sein Zimmer wird rund um die Uhr kameraüberwacht, alle Wertgegenstände befinden sich in einem abgeschlossenen Wertfach im Stationszimmer, die Türen zum Kleiderschrank und der Nasszelle sind verschlossen und werden nur unter Beaufsichtigung des Pflegepersonals geöffnet. Gefährliche Gegenstände - dazu zählen harte, spitze, scharfkantige, schwere usw. - sind im Überwachungszimmer verboten, ebenso wie sehr kleine Gegenstände oder Flüssigkeiten in Form von Parfums, Deos, Duschgels (Verschluckungsgefahr), Gürtel, Kabel (Gefahr der Strangulierung), Plastiktassen, Handys, Tablets, Laptops aber auch Kuscheltiere, denn in ihnen wurden schon häufig Gegenstände hineingeschmuggelt. Wenn ein Patient in den Ü-Status kommt, müssen all seine Besitztümer

---

[1] Vgl. Hans-Jürgen Möller, Gerd Laux, Arno Deister: Psychiatrie und Psychotherapie, 2005, Georg Thieme Verlag KG, S.5-19

genauestens kotrolliert werden. Es kam z.b. auch schon vor, dass Rasierklingen in Tampons versteckt wurden. Mein Fallpatient hat außer seinen Klamotten und ein paar Zeitschriften keine Wertgegenstände oder Besitztümer auf der Station. Der psychopathologische Befund vom 06.07.2015 ergab, dass der Patient wach, klar und unscharf zu Zeit und Situation orientiert ist. Im Kontakt wirkt er verschlossen, introvertiert, ratlos und überfordert. Antrieb und Psychomotorik sind deutlich reduziert. Der Mann scheint vermehrt zu grübeln, vermutlich auch bei psychotischem Erleben. Der Gedankengang wirkt verlangsamt, teilweise blockiert. Hinweise, die auf Halluzinationen oder Ich-Störungen hinweisen, gibt es nicht. Der Patient leidet unter paranoiden Ängsten und einem intermittierenden Krankheitswahn, vor allem den Darm betreffend. Im Rahmen der Denkstörung kann die akute Eigen- und Fremdgefährdung nicht hinreichend geprüft werden. Passive Todeswünsche scheinen jedoch durchgehend vorhanden zu sein. Behandlungswunsch und Problembewusstsein sind eingeschränkt. Die Hilfsbedürftigkeit ist, auch im Rahmen des ausgeprägten schizophrenen Residuums, in vielen Bereichen des täglichen Lebens vorhanden. Das Krankheitsbild des Patienten zeichnet sich durch eine ausgeprägte Ratlosigkeit aus. Eine strenge Überwachung ist erforderlich. Aus dem psychopathologischen Befund vom 16.07. lassen sich minimale Verbesserungen des Zustandes erkennen, so wirken zum Beispiel die Gedankengänge des 45-Jährigen etwas flüssiger, der Affekt jedoch ist starr, lässt keinerlei Schwingungen zu. Der Patient erhält im Rahmen der stationären Versorgung Analgetika (IbuHEXAL 400mg Filmtablette 1-1-0-0, Novaminsulfon 500mg Tablette 1-0-1-0), Neuroleptika (ABILIFY 20mg Tablette 1-0-0-0, Leponex 150mg Tablette 50-0-0-0), Tranquilizer (Tavor Expidet 1mg Täfelchen 1-0-0-0) und Pantoprazol 20mg Tablette 1-0-0-0 als Magenschutz. Es sind keine auffälligen Medikamentennebenwirkungen zu beobachten.

2. Hauptteil
2.1 Pflegediagnose I mit Begründung

Problem: Suizidgefahr

Bedingt durch: Schwerer Suizidversuch in der Anamnese, markante Änderung des Verhaltens, markante Veränderung der Einstellung, alleinstehend, finanzielle Unsicherheit, Ortswechsel, Institutionalisierung, Verlust der Autonomie, Verlust der Selbstständigkeit, Leben/Unterbringung außerhalb des üblichen Milieus, Suchtmittelmissbrauch, psychiatrisches Leiden, männliches Geschlecht, soziale Isolation, Hoffnungslosigkeit, Hilflosigkeit[2]

Der Patient wurde nach der letzten Entlassung zum Probewohnen in das betreute Wohnheim der Diakonie verlegt, wo sich der schwere Suizidversuch (Sprung aus einem Fenster im 1. OG) ereignete. Dabei zog sich der 45-Jährige zahlreiche Frakturen zu. Grund für den

---

[2] vgl. Marilynn E Doenges (Hrsg.) et al.: Pflegediagnosen und Pflegemaßnahmen, 2014, Verlag Hans Huber, S.

Suizidversuch seien laut Angaben des Patienten finanzielle Ängste gewesen, er hätte nicht gewusst wie er die Heimkosten bezahlen soll. Bei der ersten Aufnahme auf der Akutpsychiatrischen Intensivstation (Anfang 2015) wies der Patient eine eher kräftige Statur auf, gliederte sich gut in den Stationsalltag ein und suchte Kontakt zum Pflegepersonal. Bei der zweiten Aufnahme am 06.07.15 hatte der Patient bereits deutlich an Gewicht und Körpermasse verloren (leider wurde das Gewicht / der BMI nicht dokumentiert), isolierte sich vom Stationsgeschehen und zeigte ein starkes Abwehrverhalten gegenüber dem Pflegepersonal und Mitpatienten. Wenn er denn einmal spricht, dann fallen fast nur Äußerungen wie „Nein!", „Ich kann das nicht!", „Wie soll das denn funktionieren?", „Das geht nicht!", „Lassen sie das!", „Ich weiß nicht mehr weiter!", „Wie soll es denn nur weitergehen?", "Das hat doch alles keinen Sinn!" etc. Seit ich auf der Station im Einsatz bin, wurde der Patient erst einmal von Angehörigen besucht, auch hat er die Station nur einmal im Rahmen einer Konsilfahrt verlassen. Die anfängliche Bettlägerigkeit und Bewegungseinschränkung trugen außerdem zu der sozialen Isolation bei. Der Patient verhält sich sehr abweisend, gleichzeitig wirkt er aber äußerst hilflos und manchmal auch hilfesuchend. Dies äußert sich durch Aussagen wie „Bleiben sie da!", „Helfen sie mir!". Der 45-Jährige braucht Unterstützung in nahezu allen Bereichen des täglichen Lebens, ist seit Jahren EU-berentet und wird von seinen beiden Schwestern betreut. So gut wie alle Entscheidungen, die den Patienten betreffen, werden nicht von ihm selbst, sondern von seinen Angehörigen (beide Schwestern sind Betreuer) oder vom Pflegepersonal gefällt, da der Patient alle erdenklichen Angebote verbal ablehnt und scheinbar entscheidungsunfähig ist. Zudem war der Patient lange Jahre alkoholabhängig. In dem betreuten Wohnheim trank er zuletzt drei Bier am Tag. Sein ebenso jahrelang bestehendes schizophrenes Leiden ging in ein schizophrenes Residuum über. Der Patient erweckt einen äußerst ratlosen, hilflosen und hoffnungslosen Eindruck. Der Suizidgedanke scheint weiterhin zu bestehen (Die Mutter schilderte ein Gespräch zwischen ihr und dem Patienten, in dem der Patient die Frage "Möchtest du sterben?" mit "Ja" beantwortete).

2.1.1 Beschreibung der Pflegeinterventionen

An oberster Stelle stehen meiner Meinung nach die absolute Wertschätzung des Patienten und das Anerkennen seiner Probleme, sowie auch das Anerkennen des Suizids als eine Option in der Realität des Betroffenen. Gleichzeitig sollten mit dem Patienten aber auch die Folgen von Handlungen erörtert und Handlungsalternativen aufgezeigt werden. Mein Fallpatient scheint leider keine Handlungsalternativen anzuerkennen, überhaupt ist die Kommunikation aufgrund seiner Erkrankung äußerst erschwert und einseitig. Der Patient scheint Fragen auch dann mit „Nein" zu beantworten, wenn er eigentlich „Ja" meint. Ein Beispiel hierfür: Als ich den Patienten während des Konsils im Krankenhaus begleitet hatte, fragte ich ihn, ob er durstig sei. Er antwortete, wie auf nahezu alle Fragen, mit „nein", griff aber gleichzeitig nach einem Becher Wasser und trank.

Die Suizidalität eines Menschen ernst nehmen bedeutet auch, Äußerungen wie "Das wird schon wieder!", "Jammern Sie doch nicht so!", "Warum wollen Sie sterben, das Leben ist doch so schön?" zu unterlassen, da sie häufig wie Vorwürfe formuliert sind und von Betroffenen meist gar nicht angenommen werden können. Es kann sogar sein, dass sie sich durch solche Aussagen provoziert oder eben nicht ernst genommen fühlen. Daher lauten die wichtigsten Pflegeinterventionen regelmäßige Einzelgespräche im Rahmen einer wertschätzenden Pflegeperson-Patienten-Beziehung (mindestens ein Mal am Tag), sodass eine Vertrauensbasis geschaffen werden kann, und eine genaue Krankenbeobachtung. In diesem Fall wird der Patient nicht nur genauestens beobachtet, sondern sogar überwacht, damit weitere Suizidversuche frühzeitig erkannt und verhindert werden können. Die Überwachung geschieht rund um die Uhr, über eine Kamera, die das Patientenzimmer erfasst, die Begleitung des Patienten auf die Toilette oder in die Dusche, da in diesen Räumlichkeiten keine Kameras angebracht sind, die Beobachtung im Speisesaal durch eine Glaswand, sowie das Begleiten des Patienten, sobald er sich außerhalb des Zimmers aufhält. Auf der Station ist es üblich, dass suizidgefährdete Patienten den Überwachungs-Status erst dann verlassen dürfen, wenn sie glaubhaft das Antisuizidversprechen geben können, welches regelmäßig durch den behandelnden Arzt während der Visite abgefragt wird. Mein Fallpatient konnte dieses Versprechen bislang noch nicht geben.

Eine weitere wichtige Pflegeintervention ist die Beobachtung, Behandlung und Kontrolle von Schmerzen. Die numerische Schmerzskala konnte bei diesem Patienten nicht angewendet werden, da keine adäquaten Schmerzangaben möglich waren. Fragte man ihn, ob er Schmerzen hat, antwortete er, er wisse es nicht. Daher musste auf die Beobachtung zurückgegriffen werden. Verzieht der Patient bei bestimmten Bewegungen das Gesicht? Gibt es Gestiken, Mimiken oder Schonhaltungen, die auf Schmerzen hindeuten? Nur so konnten am Anfang der Behandlung Aussagen über den Schmerzzustand des Patienten getroffen werden. Im späteren Verlauf der stationären Behandlung gab der 45 Jährige Schmerzen im Rücken an, nachdem die Schmerzmedikation reduziert wurde. Genauer konnte er diese allerdings nicht beschreiben, doch da es offensichtlich war, dass der Patient unter Schmerzen litt, wurde die Medikation wieder erhöht. Eine weitere wichtige Pflegemaßnahme war die tägliche Aktivierung des Patienten und die Motivation zu Freizeit- und Gemeinschaftsaktivitäten. So nahm der Patient alle drei Mahlzeiten des Tages im Speisesaal am Tisch mit 7-10 Mitpatienten zu sich, wurde nachmittags zu Kaffee (und am Wochenende auch zu Kuchen) in den Gemeinschaftsraum geschickt, wo zwar einige Mitpatienten das Gespräch suchten, er selbst aber allenfalls auf Fragen antwortete. Von sich aus suchte der Patient selten Kontakt zum Pflegepersonal oder zu Mitpatienten, er redete nicht einmal mit seinem Zimmernachbarn. Die Mobilisation des Patienten war meiner Meinung nach eine sehr bedeutsame Pflegeintervention, um der sozialen Isolation und dem Beschäftigungsdefizit entgegen zu wirken. Zuerst wurde der Patient im Rollstuhl mobilisiert, Ende Juli, also ca. 3 Wochen nach seiner Aufnahme, war schon das Gehen in Begleitung des Pflegepersonals oder des Physiotherapeuten mit speziellen Stützschuhen möglich. Der Patient wurde nun also zu allen Mahlzeiten und Zwischenmahlzeiten aus dem Zimmer geholt, zu Fuß in den Speisesaal, oder in das Stationsbad und wieder zurück begleitet. Einige Wochen später nahm der Patient hin und wieder auch für kurze Zeit am überwachten Gartengang teil. Auffällig war, dass der Patient meist sofort wieder ins Bett drängte. Somit war es auch eine Pflegemaßnahme, den 45 Jährigen ständig zu motivieren. Auch die Förderung des Wohlbefindens und die Unterstützung bei den ATLs stellten zwei wichtige Maßnahmen dar. Auf einer geschlossenen Akutstation in einem tristen Überwachungszimmer, in dem sich nichts befindet, außer zwei Betten und ein abgesperrter, ist schwierig eine "Wohlfühl-Atmosphäre" zu schaffen. Dennoch kann man versuchen das Wohlbefinden des Patienten zu fördern, indem man Vorlieben oder Abneigungen beim Essen berücksichtigen, dem Patienten ein gepflegtes Äußeres ermöglicht, ihn täglich zum Duschen, Haarewaschen, Zähneputzen, Kämmen, Rasieren, Nägel schneiden usw. anleitet und ihm die Teilnahme an Beschäftigungen wie z.B. der Ergotherapie ermöglicht. Da der Patient durchweg ein starkes Abwehrverhalten an den Tag legte, war es allgemein schwierig ihn zu mobilisieren, bei der Körperpflege zu unterstützen oder ihn zu sonstigen Aktivitäten zu motivieren. Zur Evaluation der Pflegemaßnahmen boten sich bei diesem Patienten die Beobachtung, die Gesprächsführung mit dem Patienten in Form eines Einzelgesprächs und die Gesprächsführung mit Angehörigen an.

2.1.2 Beschreibung der NOC Skalen + 1. und 2. Einskalierung

2.1.2.1 Selbstbeherrschung bei suizidalem Verhalten

Die Autoren des Werkes „Pflegediagnosen und Pflegemaßnahmen" der NANDA schlagen bei der Pflegediagnose "Suizidrisiko" die NOC Skala "Selbstbeherrschung bei suizidalem Verhalten" (1408) vor. Bei dieser werden "die persönlichen Handlungen, um sich von Gesten und Versuchen, sich zu töten, abzuhalten" eingeschätzt. Die Skala gehört dem Bereich der Psychosozialen Gesundheit und der Klasse der Selbstkontrolle an. Sie reicht von 1: „nie demonstriertes Verhalten" bis 5: „ständig demonstriertes Verhalten". Als Rating-Ziele für dieses Ergebnis hatte ich mir eine Steigerung auf 3-4 bzw. Aufrechterhaltung bei 5 gesetzt.[3] Die Ergebnisse der ersten Einskalierung am 30.07.2015: Der Patient äußert selten Gefühle; das Gefühl der Hoffnung wird nie geäußert; er bewahrt nie Verbundenheit in Beziehungen; verschafft sich nur selten Assistenz nach Bedarf; verbalisiert manchmal Suizidideen;

---

[3] vgl. Moorhead, Sue (Hrsg.) et. al.: Pflegeergebnisklassifikation (NOC), Verlag Hans Huber, 2013, S. 607

beherrscht seine Impulse selten; unterlässt es aber immer, Mittel für den Suizid zu sammeln; ebenso unterlässt er es immer, Besitz wegzugeben; seit er wieder stationär ist, unterlässt er es, sich eine schwere Verletzung zuzufügen; außerdem unterlässt er Suizidversuche; der Patient verzichtet gänzlich auf den Konsum von nicht verordneten stimmungsverändernden Substanzen seit er stationär ist; er hat noch nie einen Suizidplan enthüllt; das Antisuizidversprechen kann er nicht geben, deshalb schätze ich das Beobachtungskriterium "hält sich an den Vertrag, keinen Suizid zu begehen" als "nicht zutreffend" ein. Genauso verhält es sich mit dem Kriterium "hält die Selbstkontrolle ohne Überwachung aufrecht", da der Patient rund um die Uhr überwacht wird. Der Patient unterlässt Suizidversuche auf Station; verschafft sich aber keine Behandlung einer Depression oder eines Substanzmissbrauchs; er berichtet bei (chronischen) Schmerzen nie über eine adäquate Schmerzkontrolle; nutzt selten Ressourcen zur Suizidprävention; nutzt keine sozialen Selbsthilfegruppen und keine verfügbaren Dienste für geistige Gesundheit; außerdem plant der Patient nie für die Zukunft.[4]

Die Ergebnisse der zweiten Einskalierung am 06.08.2015: Der Patient äußert seine Gefühle oft, ist aber immer noch hoffnungslos; er bewahrt selten Verbundenheit in Beziehungen; verschafft sich nach Bedarf oft Assistenz; verbalisiert manchmal Suizidideen; beherrscht seine Impulse manchmal; unterlässt es immer noch, Mittel für den Suizid zu sammeln, Besitz wegzugeben, sich eine schwere Verletzung zuzufügen oder nicht verordnete stimmungsverändernde Substanzen einzunehmen; der Patient enthüllt keine Suizidpläne, hält die Selbstkontrolle auch ohne Überwachung aufrecht; unterlässt Suizidversuche; verschafft sich aber immer noch keine Behandlung einer Depression oder eines Substanzmissbrauchs; der Patient berichtet bei (chronischen) Schmerzen manchmal über adäquate Schmerzkontrolle; nutzt selten Ressourcen zur Suizidprävention; nutzt keine sozialen Selbsthilfegruppen, keine verfügbaren Dienste für geistige Gesundheit und plant immer noch nicht für die Zukunft. Außerdem kann er immer noch kein Antisuizidversprechen geben, weshalb der Indikator "hält den Vertrag, keinen Suizid zu begehen" auch bei der zweiten Einskalierung nicht zutreffend ist.[5]

Die Indikatoren, die bereits bei der ersten Einskalierung mit 5 bewertet wurden, z.B. "unterlässt es, Besitz wegzugeben", konnten tatsächlich aufrechterhalten werden, andere Punkte wie z.B. "verschafft sich nach Bedarf Assistenz" oder "äußert Gefühle" steigerten sich sogar um 2. Leider gibt es aber auch 7 Indikatoren, die bei der Wertung 1 "nie demonstriertes Verhalten" bestehen blieben. Darunter fallen essentielle Gesichtspunkte wie z.B. "äußert das Gefühl von Hoffnung", "verschafft sich Behandlung einer Depression" oder "plant für die Zukunft".

---
[4] vgl. Abbildung 1 im Anhang: 1. Einskalierung mit schwarzem Kugelschreiber
[5] vgl. Abbildung 2 im Anhang: 2. Einskalierung mit blauem Kugelschreiber

2.1.2.2 Persönliche Resilienz

Neben der NOC Skala "Selbstbeherrschung bei suizidalem Verhalten" habe ich außerdem die Ergebnisklassifikation "Persönliche Resilienz" (1309) als passend erachtet. Bei ihr wird "das positive Sich-Anpassen und Funktionieren eines Individuums nach einer bedeutsamen Unannehmlichkeit oder Krise" eingeschätzt. Diese Skala gehört dem Bereich der Psychosozialen Gesundheit und der Klasse der Psychosozialen Anpassung an. Die Skala reicht von 1: „nie demonstriertes Verhalten" bis 5: „ständig demonstriertes Verhalten". Als Rating-Ziele für dieses Ergebnis hatte ich mir eine Steigerung auf 3-4 bzw. Aufrechterhalten bei 5 gesetzt.[6]

Die Ergebnisse der ersten Einskalierung am 30.07.2015: Der Patient verbalisiert nie einen positiven Ausblick; er nutzt nie effektive Coping-Strategien; äußert nur selten Emotionen; kommuniziert nie klar und altersgerecht; lässt niemals eine positive Stimmung, aber manchmal ein positives Selbstwertgefühl erkennen; er äußert nie seine Selbstwirksamkeit; übernimmt keine Verantwortung für die eigenen Handlungen; verbalisiert nie ein verbessertes Kontrollgefühl; sucht nie nach emotionaler Unterstützung; wägt nie Alternativen zum Problemlösen ab; passt sich Widrigkeiten nie als Herausforderungen an; schlägt bei Auseinandersetzungen nie praktische, konstruktive Lösungen vor; macht selten Fortschritte in Richtung auf die Ziele; nutzt selten Strategien zur Förderung der Sicherheit; nutzt oft Strategien zur Vermeidung gewalttätiger Situationen; vermeidet immer Drogenmissbrauch; vermeidet, seit er stationär ist, auch immer Alkoholmissbrauch; enthält sich oft, anderen zu schaden; identifiziert nie Rollenvorbilder; identifiziert nie verfügbare kommunale Ressourcen; nutzt nie verfügbare Selbsthilfegruppen; beteiligt sich nie an kommunalen Aktivitäten; beteiligt sich auch nicht an Freizeitaktivitäten; nutzt nie seine Ausbildungs- und Berufsressourcen; verbalisiert nie Lernbereitschaft; Als "nicht zutreffend" habe ich die Indikatoren "klärt mehrdeutige Kommunikation", "äußert Behaglichkeit bei Einsamkeit", "entfernt sich aus missbräuchlichen Beziehungen", "praktiziert safer sex", "beteiligt sich am Arbeitsplatz" und "beteiligt sich an außerplanmäßigen Schulaktivitäten" eingeschätzt.[7]

Die Ergebnisse der zweiten Einskalierung am 06.08.2015: Der Patient verbalisiert nie einen positiven Ausblick; er nutzt selten effektive Coping-Strategien; äußert oft Emotionen; kommuniziert selten klar und altersgerecht; lässt niemals eine positive Stimmung, aber manchmal ein positives Selbstwertgefühl erkennen; er äußert selten seine Selbstwirksamkeit; übernimmt selten Verantwortung für die eigenen Handlungen; verbalisiert selten ein verbessertes Kontrollgefühl; sucht selten nach emotionaler Unterstützung; wägt selten Alternativen zum Problemlösen ab; passt sich Widrigkeiten nie als Herausforderungen

---

[6] vgl. Moorhead, Sue (Hrsg.) et. al.: Pflegeergebnisklassifikation (NOC), Verlag Hans Huber, 2013, S. 590
[7] vgl. Abbildung 2 im Anhang: 1. Einskalierung mit schwarzem Kugelschreiber

an; schlägt bei Auseinandersetzungen nie praktische, konstruktive Lösungen vor; macht oft Fortschritte in Richtung auf die Ziele; nutzt manchmal Strategien zur Förderung der Sicherheit; nutzt oft Strategien zur Vermeidung gewalttätiger Situationen; vermeidet immer Drogenmissbrauch; vermeidet, seit er stationär ist, auch immer Alkoholmissbrauch; enthält sich oft, anderen zu schaden; identifiziert nie Rollenvorbilder; identifiziert nie verfügbare kommunale Ressourcen; nutzt nie verfügbare Selbsthilfegruppen; beteiligt sich nie an kommunalen Aktivitäten; beteiligt sich selten an Freizeitaktivitäten; nutzt nie seine Ausbildungs- und Berufsressourcen; verbalisiert nie Lernbereitschaft; Als "nicht zutreffend" habe ich die Indikatoren "klärt mehrdeutige Kommunikation", "äußert Behaglichkeit bei Einsamkeit", "entfernt sich aus missbräuchlichen Beziehungen", "praktiziert safer sex", "beteiligt sich am Arbeitsplatz" und "beteiligt sich an außerplanmäßigen Schulaktivitäten" eingeschätzt.[8]

Die einzigen zwei Indikatoren, die bereits bei der ersten Einskalierung mit 5 bewertet wurden - "vermeidet Drogenmissbrauch" und "vermeidet Alkoholmissbrauch" - konnten tatsächlich aufrechterhalten werden, ansonsten gibt es leider sehr viele Indikatoren die nur um 1 oder 2 gesteigert werden konnten und insgesamt 11, die bei der Wertung 1 "nie demonstriertes Verhalten" bestehen blieben. Darunter fallen essentielle Gesichtspunkte wie z.B. "verbalisiert einen positiven Ausblick", "lässt eine positive Stimmung erkennen" oder "schlägt bei Auseinandersetzungen praktische, konstruktive Lösungen vor".

2.2 Pflegediagnose II mit Begründung

Problem: Dekubitus II

Bedingt durch: lang anhaltender Druck durch Liegen oder Sitzen, Immobilität bzw. Bettlägerigkeit, Verletzung, Zustand nach Operation, Knochenvorsprünge, Feuchtigkeit an der Haut durch Ausscheidung, Inkontinenz, Flüssigkeitsmangel, veränderter Ernährungszustand, Reduktion des Körpergewichts, psychogene Faktoren. Der Patient wurde nach seinem Suizidversuch und der operativen Behandlung im Krankenhaus bettlägerig auf die Akutpsychiatrische Intensivstation verlegt. Bei der Aufnahme hatte er bereits einen unbehandelten Dekubitus II am unteren Ende des verlängerten Rückens bzw. am Beginn der Analfalte.[9]

2.2.1 Beschreibung der Pflegeinterventionen

Im Rahmen der Wundpflege, bzw. der speziellen Dekubituspflege wurde das alte Pflaster einmal pro Woche oder bei Bedarf entfernt, die Wunde mit Octenisept und sterilen Tupfern gereinigt und mit einem neuen Comfeel-Pflaster versorgt. Anschließend wurde der Zustand -

---

[8] vgl. Abbildung 2 im Anhang: 2. Einskalierung mit blauem Kugelschreiber
[9] vgl. Marilynn E Doenges (Hrsg.) et al.: Pflegediagnosen und Pflegemaßnahmen, 2014, Verlag Hans Huber, S.

Größe, Farbe, Aussehen, Geruch, Sekretion - der Wunde und der Wundumgebung im Verlauf dokumentiert. Der Patient wurde alle zwei Stunden gelagert, zu diesem Zwecke wurde auch ein Lagerungsplan angefertigt. Neben der Lagerung wurde der Patient in den Rollstuhl mobilisiert, wo er auf einem speziellen Gelkissen saß und, als es die allmähliche Heilung der Frakturen im späteren Verlauf zuließ, wurde der Patient auch dazu motiviert, in Begleitung einer Pflegeperson oder eines Physiotherapeuten auf dem Gang auf und ab zu gehen. Da bei dem Patienten ein Flüssigkeitsdefizit bestand, wurde eine Flüssigkeitsbilanzierung angelegt, welche das Erreichen des Tagesziels 2 Liter und die Kontrolle des Flüssigkeithaushalts erleichterte. Außerdem wurde darauf geachtet, dass der Patient genügend Nahrung zu sich nimmt, damit er nicht noch weiter abnehmen konnte. Zusätzlich zur Behandlung des Dekubitus, der Immobilität, des Flüssigkeitsmangels und der Mangelernährung kamen Pflegeinterventionen zur Behandlung von Inkontinenz zum Einsatz. Da der Patient mit einem Blasendauerkatether zu uns verlegt wurde, obwohl funktionell keine Einschränkungen der Urinausscheidung bestanden, wurde im weiteren Verlauf der stationären Behandlung ein intensives Blasentraining mit dem Patienten durchgeführt, bis der Patient den Katheter selbstständig abklemmte und Harndrang äußerte, sodass er vom Pflegepersonal auf die Toilette begleitet werden konnte. Es lief kontinuierlich genug Urin ab (250-400ml), sodass der Blasenkatheter gezogen werden konnte. Von da an trug der Patient eine Windelhose und wurde in regelmäßigen Abständen von ca. 1-2 Stunden zur Toilette begleitet.

2.2.2 Beschreibung der NOC Skala Wundheilung: sekundäre + 1. und 2. Einskalierung

Dies Ergebnisklassifikation "Wundheilung: sekundäre" (1103) gehört zum Bereich der Physiologischen Gesundheit und zur Klasse der Gewebeintegrität. Die Skala beschreibt "das Ausmaß der Regeneration von Zellen und Gewebe in einer offenen Wunde" und reicht von 1 "kein(e)" bis 5 "umfassend" bzw. 1 "schwer". Als Rating-Ziele für dieses Ergebnis hatte ich mir eine Steigerung auf bzw. eine Aufrechterhaltung bei 5 gesetzt.[10] Obwohl in dem Werk "Pflegediagnosen und Pflegemaßnahmen" der NANDA bei der Pflegediagnose "Dekubitus" die Ergebnisklassifikation "Gewebeintegrität: Haut und Schleimhäute" empfohlen wird, habe ich diese gewählt, da ich sie als passender einschätze.

Die Ergebnisse der ersten Einskalierung am 30.07.2015: Lage der Wunde: 48 (Verlängerung unterer Rücken). Weitgehende Granulation, mäßige Narbenbildung, mäßige Größenabnahme der Wunde, keine eitrige Sekretion, leichte seriöse Sekretion, leichte blutige Sekretion, leichte seriös-blutige Sekretion, kein Erythem der umgebenden Haut, keine Entzündung der Wunde, kein Ödem um die Wunde herum, keine Blasen auf der Haut, keine

---

[10] vgl. Moorhead, Sue (Hrsg.) et. al.: Pflegeergebnisklassifikation (NOC), Verlag Hans Huber, 2013, S.520

mazerierte Haut, keine Nekrose, leichte Schorfbildung, keine Fistelbildung, keine Unterminierung, keine Taschenbildung, kein fauliger Wundgeruch.
Die Ergebnisse der zweiten Einskalierung am 06.08.2015: Umfassende Granulation, weitgehende Narbenbildung, weitgehende Größenabnahme der Wunde, keine eitrige Sekretion, keine seriöse Sekretion, keine blutige Sekretion, keine seriös-blutige Sekretion, kein Erythem der umgebenden Haut, keine Entzündung der Wunde, kein Ödem um die Wunde herum, keine Blasen auf der Haut, keine mazerierte Haut, keine Nekrose, keine Schorfbildung, keine Fistelbildung, keine Unterminierung, keine Taschenbildung, kein fauliger Wundgeruch.

3 Evaluation und Bewertung

Die Kombination der drei international anerkannten Werke NANDA Pflegediagnosen, NIC und NOC scheint mir ideal geeignet, um die einzelnen Schritte des Pflegeprozesses zu planen, durchzuführen und zu evaluieren. NANDA, NIC und NOC beschreiben Pflegeprobleme, -maßnahmen und –ziele viel genauer und bieten somit auch mehr Handlungsmöglichkeiten für Pflegende, als das in der Praxis verwendete Werk POP.

Nach der zweiten Einskalierung und Auswertung der zwei NOC Skalen im Bereich der Psychosozialen Gesundheit schätze ich die Suizidgefahr des Patienten weiterhin als sehr hoch ein. Viele Indikatoren haben sich, wenn überhaupt, nur geringfügig verbessert. Trotz der regelmäßigen Medikamenten-Einnahme und des strikten Einhaltens des Therapieplans scheint der Patient weiterhin Todeswünsche zu hegen. Seine Erkrankung, das schizophrene Residuum, sowie seine Einstellung zur eigenen Person bzw. zum Leben scheinen sich nicht verbessert zu haben. Die Behandlung des Dekubitus hingegen war, aufgrund der sorgfältigen und kontinuierlichen Wundversorgung und der Behandlung ursächlicher Faktoren, sehr erfolgreich, sodass er bereits nach kurzer Zeit von Stadium II auf Stadium I zurückgegangen war.

4 Literaturnachweis

Hans-Jürgen Möller, Gerd Laux, Arno Deister: Psychiatrie und Pschotherapie, 2005, Georg Thieme Verlag KG

Marilynn E Doenges (Hrsg.) et al.: Pflegediagnosen und Pflegemaßnahmen, 2014, Verlag Hans Huber

Moorhead, Sue (Hrsg.) et. al.: Pflegeergebnisklassifikation (NOC), Verlag Hans Huber, 2013

BEI GRIN MACHT SICH IHR WISSEN BEZAHLT

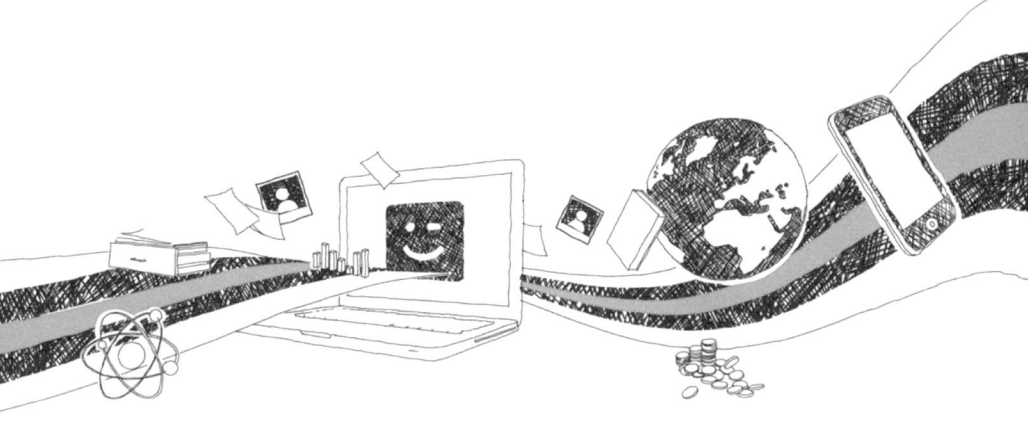

- Wir veröffentlichen Ihre Hausarbeit, Bachelor- und Masterarbeit

- Ihr eigenes eBook und Buch - weltweit in allen wichtigen Shops

- Verdienen Sie an jedem Verkauf

Jetzt bei www.GRIN.com hochladen und kostenlos publizieren